Attacco di cuore

piano di recupero

Strategie comprovate di prevenzione,
gestione e trattamento per la salute
cardiaca e la longevità

Dr Micheal Wilson

Disclaimer

Le informazioni contenute in questo libro sono solo a scopo didattico e non devono essere considerate sostitutive della consulenza medica professionale. Consultare un operatore sanitario prima di implementare qualsiasi raccomandazione. L'autore e l'editore non sono responsabili per eventuali azioni intraprese sulla base delle informazioni fornite. I risultati individuali possono variare.

In qualità di professionista sanitario con anni di esperienza nel campo della salute cardiaca, sono stato testimone delle sfide che le persone affrontano dopo un infarto. Il "Piano di recupero da un attacco di cuore" è il culmine di strategie basate sull'evidenza e di una guida compassionevole per supportare il tuo percorso di recupero. Questo libro mira a fornire ai lettori conoscenze e strumenti per una vita appagante dopo un infarto. La tua salute e il tuo benessere sono fondamentali; lascia che questa guida sia un faro di speranza e sostegno.

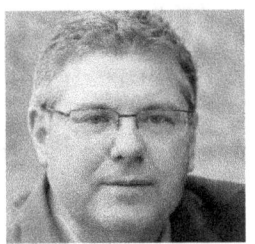

Dr Micheal Wilson

Contenuto

Introduzione

Ogni 40 secondi un americano subisce un attacco di cuore: oltre 800.000 all'anno. La mia famiglia ha evitato per un pelo di far parte di questa statistica allarmante quando un medico di routine ha scoperto che mio fratello maggiore Jack, un appassionato corridore e un mangiatore sano, aveva bloccato in modo critico le arterie cardiache richiedendo un cateterismo di emergenza. La rivelazione ha sorpreso tutti noi, trasmettendo il messaggio che le cosiddette promesse sulla salute si rivelano pericolosamente illusorie. Esaminando il mio viaggio sostenendo la sua guarigione attraverso una diligenza incessante e tenendogli la mano (letteralmente e metaforicamente) durante i primi mesi cruciali, intendo condividere quell'esperienza qui aiutando gli altri ad affrontare questa improvvisa resa dei conti che ora affrontano loro stessi o i loro cari all'improvviso, con equilibrio e uno spirito potenziato pronto per ciò che arriva attraverso la conoscenza, la compassione quotidiana e la partnership permanente che forgiano la salute collettivamente.

Inizialmente, un profondo rifiuto paralizzò Jack dopo aver sentito questa grave prognosi ricavata accidentalmente dai risultati allarmanti del test richiesto solo perché aveva compiuto 40 anni quella settimana esatta. Dopotutto, quali erano le probabilità, data l'assenza di una storia familiare e la sua corporatura snella e forte da maratoneta? Gettò via il documento in modo sprezzante e portò avanti la celebrazione del suo mezzo secolo di compleanno mentre soffriva internamente contro i risultati del rapporto sulla cruda realtà che mettevano in dubbio la sua presunta invincibilità superando ogni precedente preoccupazione per la salute attraverso investimenti deliberati nel fitness. Ora una vera minaccia invadeva il suo controllo. In che modo anni di comportamenti responsabili lo hanno deluso in così giovane età? La mortalità improvvisamente sembrava palpabilmente reale e non teoricamente remota. È subentrata la depressione.

Tuttavia, come fratello medico, rifiutavo di ignorare le prove e, come membro premuroso della famiglia, non potevo indulgere in fantasie di evitamento che coprissero permanentemente verità difficili. Ho evidenziato dolcemente ma costantemente ogni giorno che passa senza affrontare le instabilità della placca ora documentate come gioco d'azzardo con calamità attraverso l'arroganza. Dopo aver finalmente negoziato un accordo riluttante per consultare specialisti rispettabili per confermare o contestare la diagnosi (sperando segretamente nella negazione nonostante sapessi di meglio), i miei timori sono stati definitivamente supportati da imaging robusto: Jack ha richiesto cateterizzazione immediata, stent e sforzi di prevenzione a lungo termine per ridimensionare un compito scoraggiante dura battaglia medica. Il modo in cui abbiamo negoziato quelle prime settimane ha dato il tono anche ai decenni a venire. Questo viaggio mi ha insegnato lezioni fondamentali su come rallentare la malattia che ora mi dedico a diffondere.

Chiaramente, la struttura, la direzione e un coaching coerente nella gestione delle battute d'arresto si rivelano importanti, consentendo ai pazienti con nuova diagnosi di cuore di superare fasi iniziali turbolente post-eventi piene di confusione, dolore e preoccupazione, sviluppando al tempo stesso abitudini che riducono al minimo i rischi a lungo termine. Attraverso il mio coinvolgimento nel coordinamento dei team di cura, nell'interpretazione dei test, nell'identificazione dei segnali di allarme e nelle conversazioni schiette affrontando la negazione frontalmente durante il recupero di Jack, ho aggiunto responsabilità e intuizioni aiutando a rafforzare la sua vacillante determinazione mentre i cambiamenti dello stile di vita dolorosamente difficili cominciavano ad affondare per sempre. Insieme abbiamo scoperto uno scopo rinnovato.

Ora il mio obiettivo è quello di proseguire quel viaggio supportando più malati in modo proattivo attraverso un'educazione e una motivazione precoci poiché le informazioni donano potere.

Questo libro intende dare tale conoscenza in modo chiaro. Armatevi generosamente contro le minacce prima ancora che si verifichino. Riprendi il controllo attraverso i fatti che insegnano la consapevolezza e la saggezza dello stile di vita in modo che nessuna famiglia subisca mai tragiche sorprese poiché all'inizio abbiamo resistito praticamente impotenti. Lascia che la mia esperienza vinca amaramente e ti serva adeguatamente perché i avvertimenti ascoltati aiutano a evitare del tutto la lotta o a prepararsi in modo responsabile ad affrontare i rischi attraverso dialoghi coraggiosi e piccole scelte quotidiane sagge che presto si sommano collettivamente a una salute sostenuta a lungo termine nel corso degli anni, aumentando l'interesse verso lo scopo della prevenzione. Ma prima, acquisisci consapevolezza del motivo per cui i cuori falliscono anche nelle persone più sane senza preavviso, in modo da apprezzare appieno i rischi prima di elaborare una strategia di risposta. La prevenzione inizia con l'umiltà e il riconoscimento delle realtà mediche, quindi esaminerò direttamente i tristi fatti sulle malattie cardiovascolari che affliggono le comunità a livello globale, ora essenziali per capire cosa metterà in pericolo tutti noi in futuro. Forti della scienza, lasciamo che sia la tenacia a vincere la giornata.

Capitolo uno

Capire gli attacchi di cuore

Il cuore e come funziona

Il cuore umano è un robusto organo muscolare che pompa il sangue in tutto il sistema circolatorio del corpo. Ha le dimensioni di un pugno e batte circa 100.000 volte al giorno per far circolare circa 2.000 litri di sangue. Il cuore è composto da quattro camere: le camere superiori sono chiamate atri mentre quelle inferiori sono chiamate ventricoli.

L'atrio destro riceve il sangue privo di ossigeno dal corpo e lo pompa nel ventricolo destro. Quando il ventricolo destro si contrae trasferisce il sangue nell'arteria polmonare per essere ossigenato dai polmoni. Il sangue appena ricco di ossigeno ritorna dai polmoni nell'atrio sinistro prima di entrare nel ventricolo sinistro. Infine, quando il ventricolo sinistro si contrae, spinge il sangue nell'aorta e negli organi importanti. Questo meccanismo di pompaggio sincronizzato a quattro stadi consente un'efficace circolazione di ossigeno e sostanze nutritive.

Il cuore necessita di una vasta rete di arterie e vene per funzionare, chiamata sistema di circolazione coronarica. Due arterie coronarie primarie, le arterie coronarie sinistra e destra, nascono dalla base dell'aorta e circondano l'esterno del muscolo cardiaco. Hanno minuscoli rami che scendono nei tessuti cardiaci donando ossigeno. Una volta che il cuore consuma questo ossigeno, gli equivalenti venosi raccolgono il sangue deossigenato per ritrasmetterlo ai polmoni.

La contrazione del muscolo cardiaco è governata da impulsi elettrici, che iniziano quando il nostro sito pacemaker naturale chiamato nodo senoatriale invia segnali. Ciò fa sì che entrambi gli atri si contraggano forzando il sangue nei ventricoli. Quindi il nodo atrioventricolare mette leggermente in pausa il segnale prima di diffonderlo per far contrarre entrambi i ventricoli e completare il ciclo di pompaggio. Questo sistema elettrico mantiene il cuore battendo a un ritmo regolato e vitale.

Cosa succede durante un attacco di cuore

Un attacco cardiaco, noto in medicina come infarto miocardico, è causato da un improvviso blocco completo del flusso sanguigno in un'arteria coronaria a causa di un coagulo di sangue che si sviluppa nel sito di deposizione della placca aterosclerotica. Ciò impedisce al sangue ossigenato di raggiungere le regioni del muscolo cardiaco, causando danni e possibilmente la morte del tessuto cardiaco a meno che il flusso sanguigno non possa essere rapidamente ripristinato.

L'aterosclerosi è una condizione infiammatoria delle pareti delle arterie dovuta all'accumulo di elementi grassi come il colesterolo nel corso di molti anni. Provoca la formazione di placche e l'indurimento di queste arterie, in particolare delle arterie coronarie cruciali che nutrono il cuore stesso. Le placche possono eventualmente scoppiare, esponendo la circolazione interna a fattori di coagulazione che promuovono l'aggregazione piastrinica e la formazione di coaguli nel sito di rottura. Questo coagulo cresce, ostruendo completamente il lume arterioso e interrompendo bruscamente del tutto il flusso sanguigno a valle.

Aree del muscolo cardiaco private di ossigeno perdono quindi rapidamente la funzione e l'integrità cellulare, iniziando a morire in pochi minuti a causa di questa improvvisa ischemia se non trattate. I segnali di dolore vengono inviati durante un attacco cardiaco quando i tessuti cardiaci diventano affamati di ossigeno. I sintomi tipici possono quindi includere improvviso fastidio al torace centrale, mancanza di respiro, sudorazione, nausea o vertigini. Tuttavia, sono comuni anche sintomi meno convenzionali, che si verificano fino al 30% degli attacchi di cuore.

Poiché l'attacco cardiaco procede senza il ripristino del flusso sanguigno, la morte delle cellule cardiache si riversa in tutte le parti della parete cardiaca che presto possono perdere sostanzialmente la funzione di contrazione. Possono svilupparsi gravi aritmie cardiache, inclusa tachicardia ventricolare o fibrillazione ventricolare che possono rapidamente indurre shock o arresto cardiaco. Pertanto, una risposta tempestiva all'emergenza per ripristinare il flusso sanguigno dell'arteria coronaria è fondamentale per limitare il danno cardiaco duraturo e ridurre il rischio di morte.

Fattori di rischio e prevenzione dell'attacco cardiaco

I principali fattori di rischio che contribuiscono cumulativamente nel tempo a un probabile attacco cardiaco includono pressione alta, livelli anomali di lipidi nel sangue, fumo, resistenza all'insulina e diabete, obesità, inattività fisica, cattiva alimentazione, assunzione eccessiva di alcol, stress e depressione. Giocano un ruolo anche fattori genetici e fattori di rischio non modificabili, come l'essere maschi o anziani. Attente tecniche preventive possono aiutare a ridurre al minimo lo sviluppo dell'aterosclerosi che porta a rotture della placca e attacchi cardiaci.

L'ipertensione nel corso degli anni distrugge costantemente i tessuti sensibili delle arterie, accelerando l'infiammazione delle placche e il rischio di rottura. Sono cruciali lo screening e il controllo regolari della pressione arteriosa utilizzando tecniche di stile di vita tra cui cibo sano, esercizio fisico e rilassamento dello stress combinato con farmaci, se necessario. Anche la dislipidemia con colesterolo LDL alto, trigliceridi alti o HDL bassi induce aterosclerosi. Dovrebbero essere valutati i parametri lipidici e le anomalie corrette mediante modifiche dietetiche, integratori o farmaci per il colesterolo come le statine secondo la guida del medico.

Il fumo e l'uso del tabacco possono produrre alterazioni della placca e infiammazioni significative, aumentando drasticamente il rischio. Pertanto dovrebbero essere perseguite iniziative per la cessazione del fumo. Anche il diabete e la resistenza all'insulina aumentano il danno vascolare, quindi la gestione della glicemia è fondamentale, compresa la perdita di peso, la regolazione della dieta, routine di esercizio fisico e farmaci antidiabetici sotto controllo medico, se necessario. L'obesità e l'obesità addominale sono comunemente collegate a una dieta povera con eccessivi carboidrati raffinati e porzioni di cibo sempre maggiori che possono favorire la produzione di placca e dovrebbero essere affrontate.

Mentre lo sforzo a volte può provocare un infarto nei pazienti con aterosclerosi avanzata, normalmente l'esercizio fisico protegge invece potentemente il cuore. Tutti gli adulti dovrebbero mirare a un minimo di 150 minuti settimanali di esercizio moderato. Le misure di gestione dello stress aiutano a ridurre lo sforzo cardiovascolare e l'assunzione di alcol dovrebbe essere limitata. Alcuni integratori come gli oli di pesce omega-3 possono migliorare la salute vascolare. Infine, le statine e i farmaci antipiastrinici come l'aspirina presentano notevoli vantaggi preventivi per le persone ad elevato rischio con numerose cause di crescita della placca.

Con aggiustamenti giudiziosi dello stile di vita e cure mediche preventive dei fattori di rischio emergenti prima che l'aterosclerosi si stabilisca, la probabilità di eventi come la rottura della placca può essere ridotta al minimo, aiutando a scongiurare gli attacchi di cuore. L'adesione preventiva coerente è fondamentale per mantenere la salute del cuore a lungo termine.

Capitolo due

Rispondere ad un attacco di cuore

Riconoscere i segnali e ottenere aiuto

Riconoscere se qualcuno sta soffrendo di un infarto e contattare immediatamente le cure mediche di emergenza può aumentare notevolmente le sue possibilità di sopravvivenza e ridurre i danni cardiaci. Ogni minuto che passa senza ripristinare il flusso sanguigno provoca una crescente perdita di prezioso muscolo cardiaco. Il trattamento rapido cerca di sbloccare le arterie ostruite entro 90 minuti dalla comparsa dei sintomi.

Sebbene il dolore toracico sia solitamente collegato agli attacchi di cuore, i sintomi variano. I sintomi aggiuntivi più comuni includono mancanza di respiro, sudorazione, nausea o vomito, vertigini, debolezza e disagio che si irradia alla mascella, al collo o alle braccia. Molti attacchi cardiaci iniziano lentamente, con dolori minori che peggiorano gradualmente. Spesso il rifiuto crea ritardi importanti nell'ottenere aiuto. Agire rapidamente durante una situazione critica può salvare il muscolo cardiaco e la vita.

Ciò che sembra indigestione o rigidità muscolare potrebbe essere un sintomo premonitore di un infarto. Anche il disagio che si attenua temporaneamente durante il riposo potrebbe ripresentarsi in modo più grave senza terapia. Una vaga stanchezza nei giorni precedenti potrebbe potenzialmente precedere un incidente imminente, in particolare tra le donne. Gli anziani potrebbero avvertire perplessità piuttosto che la caratteristica oppressione al torace. Ignorare i sintomi minori potrebbe essere catastrofico, quindi parla di qualsiasi cosa strana che dura più di 15 minuti.

Chiamare rapidamente i servizi di emergenza locali per il trasporto in un ospedale con capacità cardiache è fondamentale. Un'ambulanza consente interventi diagnostici immediati lungo il percorso, in genere con tracciati ECG trasmessi al pronto soccorso per la preparazione di risposte tempestive. I paramedici possono offrire ossigeno, controllo del dolore, aspirina e alcuni farmaci cardiaci. Protocolli speciali danno inoltre priorità agli attacchi cardiaci in arrivo per il laboratorio di cateterizzazione.

Guidare personalmente o far guidare da qualcun altro pazienti gravemente malati di infarto aumenta numerosi decessi prima di ricevere cure. Le ambulanze salvano vite umane trasportando attrezzature salvavita e informazioni che consentono agli operatori di intervenire immediatamente se la vittima peggiora fino all'arresto cardiaco durante il viaggio. In caso di dubbio, portare fuori i soccorritori. Mantieni la calma ma la forza durante il trasferimento di emergenza per ottenere risultati ottimali.

Trattamenti e procedure di emergenza

I soccorritori e i cardiologi utilizzano immediatamente una serie di procedure per cercare di preservare il muscolo cardiaco messo a rischio da un'arteria coronaria bloccata. Il tempo è un muscolo, quindi ogni minuto senza distruzione di ossigeno si espande nel tessuto cardiaco impoverito. Il ripristino rapido del flusso sanguigno è quindi l'obiettivo principale.

Il primo passo è convalidare la diagnosi utilizzando un elettrocardiogramma (ECG) che monitora l'attività elettrica del cuore per evidenziare eventuali rischi di infarto e aritmia. Ossigeno, aspirina e alcuni medicinali possono essere somministrati tempestivamente per cercare di ridurre i danni. La nitroglicerina può aumentare brevemente il flusso sanguigno. Potenti farmaci antipiastrinici aiutano a evitare lo sviluppo di coaguli. L'alleviamento del dolore aiuta anche a ridurre il carico di lavoro cardiaco.

Una volta riconosciuto un attacco cardiaco, è urgentemente necessario il cateterismo d'emergenza. Questo intervento introduce un piccolo tubo flessibile attraverso il sistema circolatorio nell'arteria bloccata stessa per fornire il trattamento. Il colorante a contrasto illumina il blocco sulla radiografia. Anche altri test cardiaci, come l'ecocardiografia, potrebbero essere eseguiti rapidamente se necessario per controllare la funzionalità cardiaca.

Il cateterismo consente l'angioplastica: un minuscolo palloncino inserito nell'arteria colpevole viene quindi gonfiato per allargare in modo aggressivo il canale. Ciò comprime la placca ostruttiva contro le pareti arteriose, consentendo il ripristino del flusso sanguigno a valle. Tuttavia, esiste il rischio di un nuovo restringimento, quindi spesso vengono inseriti anche gli stent. Questi piccoli tubi a rete funzionano come un'impalcatura che mantiene aperte le arterie a lungo termine. I cateteri di aspirazione possono anche essere utilizzati per cercare di aspirare pezzi di trombo prima dell'impianto dello stent.

Solo se necessario verrebbe eseguito un intervento chirurgico di bypass coronarico d'emergenza per innestare altri canali attorno a un'arteria fallita. Questo grande intervento cardiaco è più invasivo e quindi spesso evitato, con tecniche di cateterizzazione alternative preferite per la maggior parte degli attacchi cardiaci. Tuttavia, rimane un'importante scelta di ultima istanza. Il team di cardiologia sceglie la terapia in base all'anatomia cardiaca di ciascun paziente e ad altri dati medici.

In definitiva, quanto più velocemente viene ripristinato il flusso sanguigno, tanto più muscolo può essere preservato, ottenendo idealmente la rivascolarizzazione entro 90 minuti dal primo contatto medico in ospedale. Ciò richiede un efficiente coordinamento di emergenza tra paramedici, medici del pronto soccorso, cardiologi interventisti e cardiochirurghi focalizzati rapidamente sulla riduzione delle dimensioni dell'infarto.

Ricovero ospedaliero e cure mediche precoci

La maggior parte dei pazienti colpiti da infarto necessita di ricovero ospedaliero per diversi giorni per stabilizzare le condizioni iniziali, monitorare problemi come le aritmie, gestire eventuali segni precoci di insufficienza cardiaca e stabilire un piano di cura per il recupero a lungo termine. Questa finestra post-evento precoce è un periodo ad alto rischio che richiede un controllo medico intensivo.

La cura si concentra inizialmente sulla riduzione dell'espansione dell'infarto e sulla prevenzione dell'estensione mediante un monitoraggio diligente e una terapia medica ottimale. Permane ulteriore instabilità della placca, quindi farmaci come antipiastrinici e anticoagulanti cercano di dissuadere futuri coaguli. I farmaci regolatori della frequenza trattano le aritmie e i diuretici regolano la pressione del sovraccarico di liquidi sui muscoli cardiaci più deboli. Potrebbe essere necessario ossigeno supplementare. L'analgesia narcotica migliora il disagio toracico, ma la morfina aumenta il rischio di eccessiva depressione miocardica.

Fornire un supporto circolatorio sufficiente previene lo shock cardiogeno finché il muscolo cardiaco stordito non riesce a ripristinare la capacità di pompaggio. I farmaci migliorano la funzionalità, tuttavia dispositivi di aiuto meccanico temporaneo o pompe a palloncino intra-aortico potrebbero anche sostenere la circolazione nei casi gravi refrattari ai farmaci. La consulenza nutrizionale è particolarmente importante poiché il metabolismo accelera. Anche la consulenza psicologica inizia rapidamente.

Con la terapia intensiva e la rivascolarizzazione tempestiva, i segni di deficit di pompaggio, tra cui la congestione polmonare iniziale, la bassa pressione sanguigna e la disfunzione degli organi terminali, spesso si risolvono costantemente durante il ricovero. Gli indizi comunque prolungati o in peggioramento potrebbero richiedere un soggiorno e un trattamento prolungati. I fattori di rischio e l'anamnesi di ciascun paziente determinano le fasi di follow-up.

Il test definisce anche il percorso specifico del paziente da percorrere. Le letture ECG di follow-up dimostrano l'evoluzione della salute elettrica. I test ecografici visualizzano l'efficacia del pompaggio meccanico oltre a danni strutturali come aneurismi problematici. Il test da sforzo esercita il cuore rilevando segni di ischemia residua. La risonanza magnetica cardiaca esamina in profondità la vitalità delle porzioni danneggiate per ottenere informazioni prognostiche, mentre l'angiografia TC ricostruisce la struttura coronarica. Le analisi del sangue tracciano i modelli degli enzimi cardiaci che confermano l'estensione dell'infarto.

Tutte le informazioni confluiscono nella pianificazione delle dimissioni, offrendo la tabella di marcia per il recupero. Ciò comprende istruzioni farmaceutiche, indicazioni per l'attività fisica graduale, indicazioni nutrizionali, programmi di test in sospeso e enfasi sul controllo dei fattori di rischio. Fornisce inoltre indicazioni di avvertenza che richiedono un pronto follow-up. Con un'adeguata cura precoce, la guarigione può iniziare.

Capitolo tre

Convalescenza in ospedale

La tua équipe medica e il piano di assistenza generale

Un team medico coordinato supervisionerà il recupero del tuo infarto in ospedale e progetterà un piano di assistenza completo per la tua dimissione. Questo gruppo interdisciplinare comprende medici di base, cardiologi, infermieri, farmacisti, nutrizionisti, terapisti fisici/occupazionali, consulenti mentali e assistenti sociali. Insieme massimizzano i primi risultati e la pianificazione della transizione.

L'ospedalista o il medico di base coordinerà l'assistenza, spiegherà i risultati dei test, supervisionerà le difficoltà che vanno oltre la salute del cuore e garantirà che le indicazioni di altri specialisti non siano contraddittorie. I cardiologi interventisti porteranno a problemi cardiaci poiché eseguono trattamenti di rivascolarizzazione; stratificano i rischi futuri e raccomandano farmaci mirati alla protezione vascolare a lungo termine. Gli infermieri forniscono monitoraggio al posto letto 24 ore su 24, somministrano trattamenti, rispondono a domande e assicurano comfort.

I farmacisti forniscono consulenza su regimi farmaceutici complessi, esaminano le interazioni e insegnano l'uso corretto. I nutrizionisti registrati creano diete salutari per il cuore correggendo il colesterolo problematico, il controllo del glucosio, i livelli di sale e altro ancora. I fisioterapisti e i terapisti occupazionali aumentano la forza in modo sicuro, insegnano misure per limitare le cadute e gli infortuni, forniscono attrezzature di assistenza per problemi di dimissione e organizzano la riabilitazione ambulatoriale, se necessario.

Gli specialisti della salute mentale valutano l'ansia/depressione, aiutano a elaborare i sentimenti traumatici, insegnano metodi di coping, mettono in contatto i pazienti con gruppi di consulenza/supporto e danno seguito ai rischi di suicidio che potrebbero verificarsi. I professionisti sociali garantiscono atteggiamenti riabilitativi che tengono conto dei limiti socioeconomici, delle restrizioni dell'ambiente domestico e delle inadeguatezze del caregiver. I contributi combinati ottimizzano il recupero.

Il tuo piano di cura inizia con linee guida sui farmaci, indicazioni dietetiche, raccomandazioni sulle attività, appuntamenti ed esami programmati di follow-up, punti formativi sulla riduzione del rischio e istruzioni sugli indicatori di allarme che richiedono una rivalutazione immediata. Descriverà la partecipazione a programmi di riabilitazione cardiaca dopo la dimissione, se necessario. Tutti i caregiver rafforzano gli elementi essenziali. Poni domande liberamente: il tuo impegno aiuta a garantire che i programmi corrispondano al tuo stile di vita e alle tue capacità mentre continui il recupero.

Farmaci e la loro importanza

Vari farmaci cardiaci svolgono un ruolo vitale non solo nello stabilizzare la presentazione acuta dell'emergenza, ma anche nel massimizzare i risultati a lungo termine dopo un attacco cardiaco. Antipiastrinici, beta-bloccanti, ACE inibitori, statine e altri farmaci specialistici affrontano rischi specifici. Spiegare l'importanza dei farmaci favorisce la compliance.

Inizialmente, gli anticoagulanti come l'eparina riducono l'estensione/nuova formazione del coagulo mentre gli antipiastrinici come gli inibitori P2Y12 (es. clopidogrel) riducono il rischio di aggregazione inibendo l'attivazione piastrinica. Questi trattamenti diradanti riducono le probabilità di blocco ricorrente. I nitrati possono essere somministrati momentaneamente per allargare le arterie, mentre la morfina riduce attentamente lo sforzo cardiaco dovuto al dolore. I diuretici controllano anche il sovraccarico di liquidi derivante dall'indebolimento della funzione della pompa.

Man mano che il cuore ferito si stabilizza, l'attenzione si sposta prevenendo future ischemie e ritmi mortali chiamati aritmie. I beta-bloccanti riducono il carico di lavoro cardiaco/la domanda di ossigeno migliorando al contempo l'efficienza del flusso sanguigno. Le statine riducono il colesterolo LDL che innesca lo sviluppo dell'ateroma. I farmaci ACE o i bloccanti dei recettori dell'angiotensina (ARB) alleviano le arterie che danneggiano l'ipertensione. L'uso combinato protegge da episodi ripetuti, meglio dei singoli farmaci presi singolarmente.

Oltre alla prevenzione secondaria dell'infarto, possono essere necessari farmaci specialistici aggiuntivi per singoli pazienti con difficoltà di pompaggio residue, aritmie o sintomi specifici. Gli inotropi come la dobutamina/dopamina e i diuretici possono sostenere i cuori indeboliti. I bloccanti dei canali del calcio regolano i cicli elettrici. La ranolazina agisce come un antianginoso contro il disagio da ischemia residua quando necessario.

In totale, pianificare di lasciare l'ospedale con 4-6 farmaci che richiedono un consumo organizzato ogni giorno senza dosi dimenticate. Ciascuno affronta aspetti unici della guarigione del cuore e del mantenimento della salute. Sopportare questo carico farmacologico a lungo termine può sembrare oneroso all'inizio, ma diventa un'abitudine. Chiedi sempre al tuo farmacista ogni volta che hai dubbi sui farmaci. Non interrompere bruscamente senza direzione. Se somministrati correttamente, questi farmaci offrono protezione cardiaca e sollievo dai sintomi consentendo un più ampio impegno nella vita.

Monitoraggio dei tuoi progressi e dei tuoi traguardi

Il recupero da un infarto comporta il superamento di traguardi consecutivi che misurano quando il cuore è abbastanza forte per il passo successivo mentre si osserva il potenziale deterioramento. Aspettatevi test cardiaci ricorrenti e una risposta di valutazione del monitoraggio accurato dei segni vitali, con limitazioni di attività eliminate progressivamente mentre si assiste ad un adattamento positivo.

Inizialmente il monitoraggio dell'unità di terapia intensiva controllerà l'estensione del danno, i livelli di sovraccarico di liquidi che suggeriscono uno sforzo cardiaco per pompare correttamente, la stabilità della pressione sanguigna e i rischi di aritmia. Gli esami del sangue confermano anche che gli enzimi cardiaci come la troponina scendono a livelli normali mentre altri conteggi cellulari monitorano le minacce di infezione in mezzo alla debolezza immunologica. I raggi X visualizzano le dimensioni del cuore e i livelli di liquidi nei polmoni che potrebbero segnalare una crescente congestione dovuta a scarse prestazioni.

Mentre ci si stabilizza senza estendere l'infarto, i trasferimenti telemetrici monitorano il ritmo ininterrottamente per diversi giorni fino alla risoluzione dell'ectopia. Ulteriori test come ecocardiogrammi e scansioni di perfusione nucleare verificano che la forza di pompaggio si riprenda senza preoccupanti riduzioni durante gli esami seriali: la stima della frazione di eiezione indica quale percentuale di sangue viene pompata con successo. La risonanza magnetica cardiaca può anche aiutare a misurare le stime di tessuto cicatriziale/vitalità a lungo termine.

A condizione che l'imaging confermi che la funzione cardiaca è costante o in miglioramento, si procederà verso l'aumento dei traguardi di mobilità necessari per la stabilità della dimissione. I fisioterapisti e i terapisti occupazionali faranno avanzare l'attività dal riposo iniziale a letto alla posizione seduta in posizione eretta, quindi la posizione eretta finale verrà controllata per verificare la stabilità dei segni vitali ortostatici prima di tentare una camminata leggera sotto supervisione. Si può tentare la doccia anche prima della dimissione.

Durante ogni attività, per aumentare la frequenza cardiaca e i ritmi è necessario monitorare eventuali sintomi preoccupanti come dolore toracico o palpitazioni. Utilizzare gli ausili telemetrici ogni volta che si deambula inizialmente nel caso in cui le richieste eccessive creino instabilità. Qualsiasi ritenzione di liquidi che suggerisca uno sforzo cardiaco dovuto all'aumento dei livelli di attività può richiedere anche modifiche delle dosi di diuretici.

Nel complesso, questo avanzamento graduale attraverso tappe cardiache successive mette alla prova la resilienza prima di certificare infine la sicurezza per le transizioni della dimissione verso progressioni graduali dell'attività domestica fino a salire le scale, trasportare pacchi, raggiungere armadietti rialzati, ecc. secondo le linee guida dell'attività di pianificazione della dimissione. Segnala eventuali vincoli che ti preoccupano per garantire sistemazioni adeguate.

Capitolo quattro

Gestione delle cure post-dimissione

Linee guida per l'assistenza domiciliare

Prendersi cura di sé correttamente a casa dopo un infarto è fondamentale per la guarigione. Seguire attentamente tutte le linee guida per la dimissione, comprese le prescrizioni di farmaci/diete, istruzioni sugli esercizi, rispetto della visita medica e note sugli indicatori di pericolo che richiedono una rivalutazione immediata. Aspettatevi di vedere un miglioramento, ma concedetevi anche il tempo per una guarigione considerevole.

I tuoi consigli sulle attività stabiliranno le limitazioni domestiche, comprese le protezioni contro lo sforzo eccessivo. Inizialmente ridurre al minimo qualsiasi sforzo, evitando di sollevare più di 10 libbre o di svolgere lavori domestici/di giardinaggio pesanti. Aumentare gradualmente gli sforzi di settimana in settimana come raccomandato fino a salire dolcemente le scale, rapporti sessuali delicati e compiti domestici leggeri, ma farsi aiutare a trasportare la spesa. Segui i regimi di progressione dell'allenamento individuali della riabilitazione cardiaca personalizzati per le tue esigenze.

Riconoscere le oscillazioni del recupero, i giorni buoni e quelli cattivi. Riposa rapidamente se avverti stanchezza, dolore o disagio significativi. Tentare attività dopo aver assunto farmaci per ottenere i migliori risultati. Tieni pronti i numeri di emergenza e preserva l'accesso alle nitroglicerine o ad altri farmaci per i sintomi acuti. Chiedi ai custodi di rimanere nelle vicinanze inizialmente nel caso in cui ti senti svenire o cadi. Monitora la bilancia per rilevare segni di aumento di liquidi dovuti a sforzo cardiaco.

Attenersi a tutte le linee guida dietetiche, alle limitazioni di sale/grassi/zuccheri e alle indicazioni per il diabete fornite. Perdere il peso in eccesso protegge il tuo cuore. Affrontare le cause profonde dei trigliceridi alti, delle difficoltà di controllo glicemico, della sensibilità al sale o dell'uso di alcol che ostacola il recupero. Partecipare alla consulenza dietetica ambulatoriale, se disponibile attraverso i programmi di riabilitazione cardiaca. Stai attento alla depressione che danneggia troppo l'appetito o la motivazione; avvisare se l'umore peggiora.

In generale, si stima un tempo di recupero di oltre 6 settimane prima di riprendere la guida, svolgere attività lavorative più semplici o allontanarsi dall'assistenza medica locale. Il tuo cuore deve riprendersi strutturalmente, regolando i cicli elettrici e l'efficacia del pompaggio. La pazienza consente il massimo rafforzamento prima di rischiare che gli obblighi scatenino tensione. Comunicare i vincoli attuali o la necessità di particolari adattamenti lavorativi. Il recupero è graduale anche se dimessi a domicilio.

Appuntamenti e test di follow-up

Inizialmente è necessario aspettarsi visite mediche di controllo regolari dopo la dimissione per garantire che il recupero dall'infarto rimanga sulla buona strada a lungo termine. Queste sessioni consentono la valutazione dei traguardi raggiunti, gli aggiustamenti dei farmaci personalizzati in base all'evoluzione dei dati sanitari e l'avviso tempestivo di eventuali sottili segnali di allarme di problemi di rischio che richiedono una rapida attenzione e modifiche del trattamento.

I follow-up cardiologici inizieranno entro 1-2 settimane dopo la dimissione, rivalutando i farmaci, approvando i livelli di attività, migliorando il rischio di dieta/stile di vita e qualsiasi sintomo duraturo o crescente come oppressione toracica persistente, palpitazioni o difficoltà respiratorie che indicano potenziale insufficienza cardiaca . Verranno valutati la frequenza cardiaca/ritmo e la pressione sanguigna insieme all'ascolto dei soffi. Gli esami del sangue aiutano anche a diagnosticare l'anemia o i disturbi renali.

Ulteriori esami cardiaci verranno eseguiti nei mesi successivi per misurare il recupero. Alcuni test diagnostici premorbosi come gli ecocardiogrammi possono essere eseguiti a 3 e 6 mesi dopo l'evento per valutare il recupero della frazione di eiezione giudicando i guadagni in termini di efficacia del pompaggio. Gli stress test registrano miglioramenti anche con un esercizio moderato. I monitor Holter valutano i ritmi elettrici per individuare irregolarità nel corso delle 24-48 ore. Anche la risonanza magnetica cardiaca potrebbe essere rieseguita a 6 mesi per cercare la salute del tessuto cicatriziale.

Oltre alla cardiologia, il tuo medico generico vorrebbe visite mensili per mantenere ottimali altri aspetti della salute, inclusi i parametri del colesterolo e la gestione dello zucchero nel sangue insieme a vitamine come la B12, l'accumulo di ferro o i livelli della tiroide che potrebbero esacerbare le difficoltà di recupero se insufficienti. Organizzeranno altre visite specialistiche secondo necessità, armonizzando al tempo stesso interi regimi farmaceutici per un vantaggio ottimale. Aspettatevi una partnership permanente che migliori la salute.

In generale, la frequenza delle visite si riduce nel tempo da settimanale a mensile e poi ogni 3 mesi, ma gli screening per il cancro, gli esami odontoiatrici, i controlli di sicurezza sugli esami del sangue e altro continuano regolarmente, sottolineando continuamente la prevenzione e la riduzione del rischio per risultati ottimali. Segnala tempestivamente eventuali sintomi nuovi o ripetuti:

i pazienti che hanno subito un infarto richiedono metodi di risposta urgenti. La conformità ottimizza la longevità.

Segnali di pericolo a cui prestare attenzione

Mentre la maggior parte dei pazienti post-infarto sperimenta fortunatamente un miglioramento progressivo man mano che il muscolo cardiaco ferito si ripara nel corso di mesi consecutivi, alcuni segnali di allarme richiedono cure mediche rapide suggerendo potenziali problemi o pericoli. Conoscere questi segnali rossi e reagire immediatamente aiuta a ottimizzare i risultati se si verificano nuove difficoltà.

La ricorrenza di pressione toracica acuta, sensazioni di compressione, mancanza di respiro straordinaria, sintomi di aritmia come battito cardiaco o vertigini, gonfiore marcato improvviso o eventi di sincope potrebbero segnalare un'estensione dell'ostruzione/coagulazione iniziale dell'arteria coronaria, blocchi non trattati in altri vasi o problemi cardiaci. debolezza muscolare che degenera in insufficienza cardiaca conclamata. I sentimenti di paura necessitano di un esame elettrocardiografico immediato, quindi contatta i servizi di emergenza per il trasporto al pronto soccorso più vicino.

Segni più subdoli che qualcosa non va e che necessitano di cure ambulatoriali tempestive includono pesantezza/affaticamento sproporzionati rispetto ai livelli di attività, tosse fastidiosa o aumento della frequenza/sforzo respiratorio che potrebbero indicare un accumulo di liquidi nei tessuti polmonari compatibile con insufficienza cardiaca congestizia, ridotta capacità di esercizio con esaurimento cronico, mancanza di appetito con nausea possibilmente legato a deficit nutrizionali di cachessia cardiaca o umore depresso con isolamento senza traguardi di riabilitazione cardiaca. Il monitoraggio dei pesi sulla bilancia domestica diventa un monitoraggio cruciale per rilevare segni di compromissione dell'aumento di liquidi.

Anche i continui fattori di rischio legati allo stile di vita come la non osservanza dei farmaci, livelli di zucchero nel sangue costantemente incontrollati superiori a 150 nonostante i regimi diabetici, pressione sanguigna superiore a 140/90, dolore toracico o palpitazioni correlati a livelli di stress emotivo sproporzionati o febbre/brividi inspiegabili che indicano potenziale infezione giustificano il ritorno delle équipe di cardiologia. nel circuito subito prima che si verifichino crisi acute. Possono alterare i livelli dei farmaci, richiedere test che evidenzino le difficoltà, fornire trattamenti aggiuntivi e indirizzare tempestivamente i team di esperti se i problemi superano la portata della cardiologia, come il deterioramento della disfunzione renale.

Rimani vigile anche dopo che i traguardi della dimissione sono passati senza intoppi: piccoli ricadute potrebbero persistere per giorni prima di emergere in modo acuto. Rivolgiti a qualsiasi cosa che diminuisca o ti senta "semplicemente non giusta" rispetto alle tue buone aspettative sul modello di recupero. L'individuazione tempestiva e immediata degli indicatori di allarme ottimizza i risultati a lungo termine post-infarto.

Capitolo cinque

Apportare cambiamenti allo stile di vita

Migliorare la dieta e la nutrizione

I cambiamenti dietetici post-infarto mirano a ridurre i fattori di rischio che aggravano le malattie cardiache come aumento dei lipidi, ipertensione, sovrappeso e diabete, enfatizzando al contempo gli alimenti antinfiammatori salutari per il cuore, favorendo verdure, frutta, cereali integrali, legumi, frutti di mare, noci e semi . I nutrizionisti consulenti incoraggiano un cambiamento duraturo.

Aspettatevi limitazioni del colesterolo riducendo i cibi fritti, i latticini ricchi di grassi, le carni grasse, i pasticcini e gli oli tropicali. Concentrare invece le diete sui grassi insaturi come l'olio d'oliva riducendo al contempo le fonti sature. È dimostrato che un aumento dell'ingestione di fibre solubili riduce l'assorbimento del colesterolo nel flusso sanguigno, compresi crusca d'avena, fagioli, agrumi, mele e prugne. Evitare i grassi trans provenienti da oli parzialmente idrogenati che aumentano drasticamente l'LDL. Monitorare i pannelli garantendo che l'LDL scenda al di sotto di 70 con il colesterolo totale inferiore a 150.

Il controllo della pressione sanguigna richiede restrizioni di sodio considerando gli effetti di ritenzione di liquidi del sale che affaticano la circolazione. Riduci al minimo gli alimenti trasformati e i pasti preconfezionati al ristorante con un alto contenuto di sale nascosto. Aromatizza le ricette utilizzando limone, erbe aromatiche e aceto mentre scegli i prodotti freschi. Una minore assunzione netta di carboidrati evita anche picchi che mettono a dura prova le arterie guarite sensibili. Quelli con resistenza all'insulina devono seguire regimi alimentari programmati per gestire in modo uniforme il glucosio.

Oltre a preparare pasti basati su modelli di dieta mediterranea semplicemente ricchi di frutta/verdura/cereali integrali e con un basso contenuto di carne, assicurati anche un'adeguata quantità di proteine per le esigenze di riparazione del muscolo cardiaco oltre a cofattori nutrizionali che aiutano la salute del cuore come magnesio, potassio e vitamine del gruppo B coinvolte nei percorsi chiave per un ritmo corretto funzionamento e produzione di energia. Considerare gli integratori se le analisi del sangue mostrano livelli borderline bassi. Collabora con nutrizionisti personalizzando tutte le modifiche al tuo profilo di salute rispettando preferenze/budget/restrizioni di accesso e cercando alloggio attraverso le risorse della comunità come le banche alimentari. Ogni mossa positiva promuove il recupero, quindi continua a scoprire cambiamenti più sani e sostenibili che si armonizzino realisticamente con il tuo stile di vita.

Aumentare l'attività fisica in sicurezza

L'esercizio fisico gradualmente crescente aiuta la circolazione, l'atteggiamento psicologico e la riabilitazione continua dopo un danno cardiaco. Tuttavia, esercitare inutilmente i muscoli indeboliti rischia di peggiorare le conseguenze. Trovare il giusto equilibrio tra gli esercizi in modo sicuro è fondamentale seguendo le istruzioni di riabilitazione cardiaca, se disponibili, o consultando i medici sulle attività consigliate adatte al livello specifico di funzionalità cardiaca post-evento. La pazienza previene gli insuccessi.

In genere, un programma di riabilitazione di fase I iniziale è adatto ai pazienti post-attacco o a quelli con problemi di flusso sanguigno, della durata di circa 2-3 mesi con monitoraggio ECG durante sessioni brevi e lievi che sviluppano delicatamente la resistenza. È più comune iniziare a camminare a causa delle basse esigenze. Le cyclette reclinate offrono resistenza limitando lo sforzo di gravità. Anche esercizi di forza molto modesti per la parte superiore del corpo, il core o le gambe possono iniziare in modo minimo. Qualunque cosa generi un'insolita mancanza di respiro merita di essere rallentata. Anche l'ansia mentale, poiché le sostanze chimiche dello stress influenzano il cuore. I primi obiettivi si basano semplicemente sul movimento costante del corpo monitorando la tolleranza.

Supponendo adattamenti soddisfacenti senza dolore toracico o difficoltà del ritmo durante gli allenamenti di fase I, un'attività aerobica modesta può progredire per periodi più lunghi. Il ritmo di camminata e la distanza aumentano in modo incrementale ogni settimana, aggiungendo nel tempo resistenza o durate più elevate sulle macchine. Nella fase II, la frequenza cardiaca cerca di raggiungere fino all'80% della capacità massima, ma per un breve periodo, monitorando comunque le risposte ECG per eventuali anomalie patologiche. I programmi acquatici forniscono anche alternative di resistenza delicata. Tuttavia, gli sport di contatto rimangono fuorilegge, sottolineando la sicurezza.

Durante la riabilitazione ufficiale o i piani domiciliari, garantire alcuni giorni di riposo per evitare di sovraccaricare le capacità di rimodellamento del cuore. Consenti limitazioni nei giorni brutti piuttosto che sopportare il dolore. Evitare di superare le istruzioni delle linee guida senza l'autorizzazione medica. La pazienza previene gli infortuni. Proteggi il costante rafforzamento del tuo cuore con un'attività intelligente e moderata adatta al tuo livello. La coerenza migliora il miglioramento nel corso degli anni fino a massimizzare i risultati.

Smettere di fumare e limitare l'alcol

Eliminare il fumo e l'uso eccessivo di alcol diventa fondamentale dopo un infarto per ridurre al minimo l'ulteriore carico sul muscolo cardiaco ferito che tenta di riprendersi, ottimizzando al tempo stesso la protezione a lungo termine contro il peggioramento dell'aterosclerosi dovuto ai suoi enormi effetti cardiovascolari. Fortunatamente, diversi servizi di supporto possono favorire il successo.

Il consumo di tabacco rimane notoriamente difficile da smettere a causa dei sistemi di ricompensa dopaminergici primordiali che creano dipendenza dalla nicotina. Ma le sostanze chimiche della combustione causano una disfunzione endoteliale che aumenta sostanzialmente i rischi di coagulazione, infiammazione e placca. La consulenza e le opzioni sostitutive della nicotina come cerotti/gomme aumentano i tassi di abbandono del 50-70% diminuendo i dolori di astinenza. L'aggiunta di vareniclina limita gli effetti piacevoli della nicotina. Anche il coaching telefonico Quitline offre motivazione. Nel complesso, continua a provare: spesso sono necessari più di 6 tentativi prima di avere un successo duraturo.

L'alcol danneggia indirettamente il cuore attraverso danni cellulari, aritmie, ipertensione e cardiomiopatia derivanti dall'uso persistente. Un'assunzione leggera di circa 1 drink al massimo al giorno è più sicura per i pazienti post-attacco, ma questi gravi difetti di pompaggio possono richiedere un'astinenza completa poiché l'alcol può compromettere gli esiti. Al di là dei pericoli cardiaci, le calorie vuote dell'alcol rallentano gli sforzi di riduzione del peso, sostenendo indirettamente una cattiva alimentazione e le scelte di fumo che promuovono ulteriormente le malattie.

Fortunatamente, le alternative analcoliche alla birra e al vino migliorano notevolmente le opzioni di divertimento senza ripercussioni dirette sulla salute o fattori scatenanti di ricadute. Organizzazioni di supporto come AA aiutano coloro che affrontano la dipendenza dall'alcol fisicamente ed emotivamente, insegnando allo stesso tempo sane abilità di coping. Anche cambiare i social network ed evitare ambienti serali che inducano ad abusi può aiutare a mantenere il controllo. Considera anche trattamenti su prescrizione come il naltrexone se le difficoltà persistono. In definitiva, sia fumare che bere rappresentano scelte gestibili: usa qualsiasi supporto possibile per creare miglioramenti persistenti per la salute del cuore preservando il tuo recupero continuo. I rischi sono alti ma sei tu a dettare la strada da seguire.

Capitolo sei

Esplorare le opzioni chirurgiche

Comprensione degli interventi di bypass e stent

Se i farmaci e i cambiamenti dello stile di vita non riescono a controllare i sintomi cardiaci persistenti post-infarto, possono essere indicati interventi ricostruttivi come innesti di bypass o posizionamenti continui di stent. Questi cercano di incanalare il flusso sanguigno attorno ad aree gravemente limitate o ostruite che non possono essere affrontate adeguatamente tramite cateterizzazione.

Il bypass coronarico utilizza arterie sane prelevate da altre parti, come le gambe o la parete toracica, per costruire percorsi di deviazione (innesti) che aumentano il flusso verso il muscolo cardiaco impoverito a valle di blocchi persistenti. Ciò apre ponti alternativi attorno alle occlusioni. Le tecniche minimamente invasive consentono l'attacco dell'innesto senza frantumare il torace. Tradizionalmente questa grande operazione comportava il rischio di un recupero di 2-3 mesi, ma le tecniche si stanno sviluppando.

La durata del bypass supera i 16 anni per la maggior parte degli innesti venosi, mentre il fallimento finale rimane probabile e necessita di un nuovo intervento. I condotti arteriosi durano più a lungo quando possibile. I candidati includono pazienti con malattia coronarica del tronco comune sinistro, malattia multivasale non trattata in modo ottimale con numerosi impianti di stent o dolore toracico cronico nonostante i farmaci. Il bypass avvantaggia anche pazienti selezionati con altre malattie come il diabete. Parla delle tue alternative.

Allo stesso modo, le tecniche di stent utilizzano impalcature moderne che impediscono l'apertura dei canali arteriosi dal collasso nonostante l'aterosclerosi circostante incline a rimbalzare verso l'interno. Molti assorbono gli straordinari dopo aver impedito la chiusura iniziale. Gli stent sono meno invasivi dell'intervento chirurgico con recuperi più facili stimati in giorni o settimane senza dolore evidente, quindi vengono scelti quando applicabile. Tuttavia, è probabile che un'eventuale riostruzione nello stent richieda un reintervento a lungo termine. Una tecnica attenta aiuta a minimizzare questo. Discuti tutti i vantaggi e i pericoli con la tua squadra del cuore.

Considerando la riabilitazione cardiaca

I programmi di riabilitazione cardiaca possono facilitare il recupero attraverso regimi di esercizi personalizzati che rafforzano il cuore in modo sicuro con un'eccellente supervisione medica, fornendo allo stesso tempo un'educazione alimentare e sullo stile di vita che ottimizza le riduzioni controllabili del rischio insieme a una preziosa consulenza psicologica e collegamenti con gruppi di supporto sociale. Queste terapie transdisciplinari riducono la mortalità del 18-31%. Tutti i pazienti idonei dovrebbero partecipare.

La riabilitazione supervisionata normalmente si svolge in 3 fasi mensili: esercizi facili iniziali che progrediscono verso l'aerobico e un po' di allenamento con i pesi limitando la frequenza cardiaca e monitorando il ritmo e la pressione sanguigna, per poi passare ad un allenamento a intervalli più duro nella fase avanzata. Le sessioni offrono uno stress controllato che riflette le reali esigenze del mondo. La guida nutrizionale, gli aiuti per la gestione del peso e la consulenza personalizzata sui rischi si adattano alle esigenze di ciascun paziente con un'eccezionale personalizzazione.

Oltre ai modelli di esercizi personalizzati concordati con le tue capacità intatte e la gamma di disabilità, le consulenze nutrizionali riabilitative aiutano anche a identificare e correggere i problemi di dislipidemia con pannelli lipidici, problemi di controllo del glucosio che minacciano complicazioni diabetiche, problemi di stile di vita che impediscono un controllo sostenibile della pressione arteriosa e barriere di salute emotiva che ostacolano le prospettive. Nessuna domanda rimane senza risposta. Tutte le variabili di rischio sfruttano la consulenza e la compassione basate sull'evidenza.

Nel caso delle malattie cardiache, le malattie dello spettro depressivo spesso gravano sul recupero, aggravando i rischi se lasciato incustodito: i terapisti della riabilitazione cardiaca collegano i pazienti alla consulenza mentre i gruppi di supporto tra pari riducono l'isolamento. Il rafforzamento combinato della salute sociale rafforza la capacità di coping aiutando a garantire che i pazienti eseguano diligentemente le modifiche dello stile di vita apprese. Ciò ottimizza i vantaggi duraturi derivanti dall'attento tutoraggio del programma durante la finestra d'oro della ripresa iniziale. Tutti i pazienti idonei meritano la partecipazione.

Decidere quali procedure sono adatte a te

Scegliere in modo appropriato tra ulteriori interventi come procedure di stent, chirurgia di bypass o il percorso di riabilitazione cardiaca meno invasivo ma comunque altamente efficace richiede la comprensione della gravità della propria condizione, la ponderazione dei compromessi rischio-beneficio per i fattori specifici del proprio profilo e la considerazione delle possibili esigenze successive che richiedono un nuovo intervento in futuro come le opzioni si evolvono. Discuti approfonditamente le scelte con il tuo team di cardiologia tenendo conto delle priorità personali.

In casi semplici, come un paziente più giovane (<65 anni) con occlusione di un singolo vaso e rischi controllati che ha risposto bene al posizionamento iniziale dello stent aprendo l'ostruzione colpevole, assumendo farmaci più cambiamenti nello stile di vita (dieta migliorata, attività aerobica regolare, BMI normale, ecc.) spesso è sufficiente senza ulteriori procedure sotto guida cardiologica. Tuttavia, il peggioramento dei sintomi o della funzionalità può richiedere una rivalutazione successiva delle scelte. La prima gestione conservativa si rivela giusta dato che i pazienti si impegnano anche ad attività di riduzione del rischio rispettando al tempo stesso la compliance ai farmaci, le indicazioni terapeutiche e un adeguato monitoraggio del follow-up.

Al contrario, i pazienti anziani debilitati con malattia diffusa dei tre vasi, dolore toracico persistente nonostante i farmaci massimizzati, risultati dei test come scarsa LVEF inferiore al 40% e diabete che affronta ostacoli nella guarigione delle ferite potrebbero aver bisogno di un bypass tempestivo sulla base delle proiezioni prognostiche sull'ischemia futura e sulla funzionalità dal solo OMT. non riesce a superare i deficit anatomici. Anche i disturbi dell'udito o altre perdite cognitive sono importanti poiché l'autogestione farmaceutica richiede meticolosità. Non tutti i pazienti giustificano gli interventi sulla base del calcolo dei benefici e dei rischi della procedura.

In generale, la maggior parte dei pazienti si colloca a metà strada tra casi semplici e gravemente complicati che necessitano di discussioni decisionali collaborative. Esprimi preoccupazioni e priorità mentre chiedi ai cardiologi di spiegare perché consigliano varie soluzioni in base alle sfumature del tuo profilo. Le opzioni di ricerca comprendono aspetti essenziali come tassi di recidiva, profili di complicanze, completezza della rivascolarizzazione prevista e intensità di follow-up durante la valutazione dei valori. Alcuni percorsi richiedono una notevole diligenza. Pesare completamente tutte le sfaccettature prima di procedere.

Capitolo sette

Gestire la salute mentale

Affrontare l'ansia e la depressione

Attacchi cardiaci ed eventi cardiaci simili spesso generano successivamente ansia e depressione clinica nel 25-50% dei pazienti. Lottare con il dolore emotivo e la tristezza per la perdita di salute/giovinezza/capacità/tempo può essere scoraggiante. Sfortunatamente, la mentalità pessimistica aumenta le possibilità cardiache e i rischi di mortalità, limitando al tempo stesso la motivazione necessaria per sfidare le modifiche dello stile di vita. La ricerca di metodi e trattamenti per affrontare la situazione diventa cruciale.

L'ansia tipicamente implica pensieri di dolore toracico ricorrente o di morte nonostante una ragionevole stabilizzazione e guarigione. I ricordi dei traumi riemergono insieme alle preoccupazioni sulla gestione della riduzione del rischio come gli aggiustamenti della dieta. L'ansia provoca ormoni dello stress e aumenti della pressione sanguigna che danneggiano la riparazione del cuore. Imparare attività rilassanti come la respirazione meditativa con lo yoga, tenere un diario della gratitudine, ascoltare musica rilassante e rimanere concentrati sul presente aiuterà a interrompere le idee ricorsive. Lo stesso vale per il trattamento.

La depressione che va dalla malinconia momentanea alle sindromi cliniche di isolamento, scarso sonno, bassa energia, gioia limitata e autonegatività richiede cure più estese. Lo screening aiuta a riconoscere i casi in cui la psicoterapia e/o i farmaci antidepressivi si rivelano necessari per aumentare i deficit di endorfine che causano cattivo umore. Se modesti, aumentare l'esposizione solare esterna, programmi di esercizi delicati, sostenere le relazioni sociali e regolare il dialogo interiore negativo utilizzando tecniche cognitive aiuta. Anche il journaling, l'arteterapia e le interazioni con gli animali domestici riducono alcune difficoltà. Affrontare i problemi alla radice, tra cui il lutto, la cattiva immagine corporea e le perdite dipendenti, migliora ulteriormente le prospettive.

Il coping complessivo implica l'auto-compassione riguardo ai limiti che l'ansia o la depressione impongono alla prestazione completa. Stabilisci piccoli obiettivi fattibili ogni giorno. Ad esempio, verbalizza i sentimenti ai tuoi cari che possono dire la verità combattendo le distorsioni negative sull'essere un "peso". Rispettare le esigenze di riposo aggiuntivo cercando al tempo stesso di prevenire l'isolamento. Il recupero della salute psicologica può richiedere tanto tempo quanto il recupero fisico. Impegnati in entrambi.

Alla ricerca di supporto sociale

Cercare supporto emotivo e assistenza quotidiana da parte di amici, familiari o gruppi di supporto specifici dopo eventi cardiaci catastrofici aiuta a far fronte, migliorando immediatamente i risultati di recupero misurati e le probabilità di morte secondo decenni di studi. Anche gli esseri umani hanno bisogno di relazioni sociali per nutrirsi: la solitudine minaccia le prospettive. Consentire vulnerabilità e dipendenza.

L'orgoglio spinge molti pazienti cardiaci a resistere all'aiuto o a minimizzare i limiti che lasciano gli operatori sanitari incapaci di fornire un supporto assistenziale sufficiente. Essere rilasciati a casa in residenze vuote, prive di interazioni quotidiane, mette a dura prova la salute mentale e la guida in mezzo a faticosi ostacoli al recupero come il cambiamento di modelli alimentari di lunga data o il miglioramento accurato dei livelli di attività.

Lascia che i tuoi cari ti guidino, forniscano contatti quotidiani, condividano pasti modesti e ti assistano con la toelettatura o gli appuntamenti.

Laddove la famiglia non abbia una presenza sufficiente per ricevere aiuti significativi, indagare su gruppi di supporto specializzati che potrebbero essere associati agli istituti di riabilitazione. I legami crescono attraverso esperienze condivise superando imbarazzo e sconforto. Le riunioni forniscono responsabilità nella definizione degli obiettivi e comprensione dei problemi uditivi che i circoli privati non possono comprendere appieno in merito a sintomi, restrizioni o ostacoli medici. Le amicizie si approfondiscono mentre la motivazione si rafforza. Ottieni l'aiuto degli altri.

La ricerca di un supporto sociale ragionevole ha esaurito le riserve di forza di volontà mantenendo una prognosi diligente e crescente a lungo termine. Studi scientifici indicano regolarmente che i pazienti cardiaci circondati da reti di supporto premuroso hanno un dolore meno grave, una migliore compliance ai farmaci, cambiamenti più ampi nelle abitudini di vita, prospettive migliori e persino un miglioramento diretto della guarigione delle ferite attraverso la neurochimica e le risposte immunologiche. La guarigione avviene insieme.

Se ti senti a disagio nel chiedere aiuti o sei vulnerabili nonostante riconosci i benefici, considera di inquadrare il supporto come reciproco: il tuo viaggio offre alle persone educazione e significato emotivo. Lascia che le persone restituiscano. Ridurre l'ostinata fiducia in se stessi libera te e i tuoi cari dall'isolamento che si rivela dannoso. Cambia le percezioni, abbi il coraggio, accetta il sostegno e scopri i legami che aiutano nel viaggio da percorrere.

Esplorare la consulenza e le opzioni terapeutiche

La consulenza professionale e le opzioni terapeutiche specializzate possono migliorare notevolmente l'assistenza medica tradizionale per i malati di cuore risolvendo i problemi psicologici, minando la motivazione al miglioramento, fornendo un'espansione personalizzata delle capacità di coping e persino riducendo direttamente le probabilità di mortalità affrontando le abitudini di pensiero e i fattori scatenanti emotivi noti per peggiorare la salute cardiovascolare. La maggior parte dei programmi di riabilitazione cardiaca prevedono l'accesso alla consulenza. Approfitta pienamente di queste risorse.

Le strategie di terapia della parola come la terapia cognitivo comportamentale, i corsi di consapevolezza e i colloqui motivazionali aiutano a sviluppare strutture mentali che supportano le impegnative alterazioni dello stile di vita richieste dopo un infarto, costruendo al contempo l'autoefficacia che manca durante la dipendenza dalla malattia. I consulenti rimuovono le distorsioni cognitive come il pensiero catastrofico o le idee dannose che impediscono ai pazienti di prendersi cura di sé in modo efficace o di conformarsi al medico. L'accettazione della terapia minimizza l'ansia a beneficio dello stress fisico.

Ulteriori opzioni come il biofeedback che impiega monitor che mostrano risposte tangibili allo stress addestrano i pazienti a controllare le emozioni attraverso procedure di respirazione/visualizzazione praticate con benefici dimostrabili. Lo yoga e la meditazione combinano tecniche di consapevolezza simili con benefici per il benessere olistico dimostrati nella diminuzione dei biomarcatori infiammatori, nel miglioramento della variabilità della frequenza cardiaca che indica una reattività del sistema autonomo più sana e in migliori parametri di circolazione come la pressione sanguigna. Le lezioni di gruppo creano comunità.

Per alcuni pazienti, i farmaci antidepressivi o ansiolitici si dimostrano ancora necessari e appropriati per periodi limitati se associati a trattamenti supplementari. Tuttavia, la pietra angolare della difesa della salute mentale rimane l'analisi di traumi, dolore e preoccupazioni che ostacolano il miglioramento con terapisti compassionevoli competenti nel creare capacità intrinseche e resilienza assenti prima che la malattia cardiaca interrompesse le capacità precedenti. Lascia entrare il supporto.

Capitolo Otto

Navigazione nel recupero a lungo termine

Sviluppo di un piano di assistenza a lungo termine

Per ottimizzare la salute del cuore a lungo termine dopo un infarto è necessario implementare diligentemente cambiamenti nello stile di vita e farmaci preventivi sotto la guida medica attraverso un piano di assistenza completo che affronti i fattori di rischio in corso, monitorando regolarmente i traguardi di miglioramento e specificando i fattori scatenanti che richiedono aggiustamenti dei farmaci o interventi secondari in caso di problemi. Questa strategia proattiva massimizza la prognosi.

Dopo un infarto, lo sviluppo dell'aterosclerosi continua a rispondere dinamicamente agli effetti dietetici e comportamentali attraverso percorsi infiammatori e alterazioni delle lipoproteine. I piani di cura tengono conto di fattori di rischio come il fumo prolungato, l'obesità e la vita sedentaria che determinano l'eventuale avanzamento della placca in nuove sedi o lesioni precedentemente moderate ora ad aumentato rischio di rottura senza riduzione del rischio. Lo stress danneggia indirettamente anche i risultati. Gli obiettivi affrontano elementi controllabili.

Metriche come i pannelli lipidici, il controllo della glicemia tramite test HbA1c, gli andamenti della pressione arteriosa, l'imaging cardiaco e lo screening Holter dettano la titolazione dei farmaci nel tentativo di raggiungere obiettivi ottimali come LDL sotto 70 con colesterolo totale inferiore a 150 mantenendo la glicemia sotto 126 a digiuno con pressioni inferiori a 130/ 80. La mancata stabilizzazione dei predittori implica la necessità di una terapia più forte.

Anche le tappe fondamentali del progresso, come l'aumento graduale della tolleranza all'esercizio secondo il protocollo senza cambiamenti ischemici sull'ECG, aiutano a valutare il recupero. Quindi la LVEF aumenta l'efficacia del pompaggio della camera e riduce i battiti ectopici nel tempo in base alla telemetria? Entrambi forniscono indizi sulla guarigione o sulle minacce. Le battute d'arresto necessitano di una rivalutazione se ulteriori interventi oltre alla medicina e agli sforzi sullo stile di vita possano apportare benefici ai pazienti selezionati.

In definitiva, regimi di cura pluriennali ottimizzati dalla cooperazione tra cardiologia, medicina primaria e partner specialistici come l'endocrinologia diventano necessari per aumentare la probabilità che i rischi a lungo termine rimangano contenuti. Ma ciò richiede un impegno e una responsabilità straordinari da parte dei pazienti che abbracciano orizzonti temporali di oltre 20 anni. Impegnarsi nel processo.

Definizione di obiettivi gestibili

Il lungo processo di riabilitazione dopo un infarto con pesanti fardelli emotivi e fisici rischia di diventare travolgente senza obiettivi fondamentali costruiti su progressi graduali e sostenibili che aiutino a quantificare i guadagni realizzati mentre siano sufficientemente segmentati per evitare che il disimpegno sembri insormontabile da revisioni totali dello stile di vita. Festeggia le vittorie minori.

Il recupero precoce dovrebbe focalizzare gli obiettivi fondamentali iniziali semplicemente sugli intervalli di riposo tra un'attività quotidiana costante all'inizio solo in casa senza stanchezza, seguita da distanze definite comodamente senza preoccupanti cambiamenti dei segni vitali in seguito. Questo si sviluppa lentamente con intervalli settimanali crescenti integrati da obiettivi nutrizionali che riducono i carboidrati raffinati infiammatori e i grassi nocivi. Astenersi dai marcatori del consumo di tabacco significa anche enormi guadagni iniziali. Controllare i risultati sostiene la dedizione.

Entro 90 giorni dalla dimissione, parametri come le fasi di programmazione della riabilitazione cardiaca completate, se iscritti, inclusi parametri di riferimento per il conteggio delle ripetizioni con pesi o indicatori di chilometraggio su cyclette, aiutano a indicare il rafforzamento, mentre l'aggiunta di parametri per i giorni senza angina o esperienze di sintomi di aritmia evidenziano la stabilizzazione. Il fatto che i laboratori raggiungano valori target per il colesterolo LDL inferiori a 70 diventa un valore importante che mostra anche il progresso del rischio di stabilizzazione della placca.

Successivamente, dopo la riabilitazione, diventa importante aggiungere indicazioni emotive come frequentare sessioni regolari di consulenza per elaborare il dolore per le perdite subite dalla mortalità, costruendo al contempo auto-compassione e facendo emergere prospettive inconsce che guidano la non conformità che può essere trasformata attraverso colloqui motivazionali e approcci cognitivo comportamentali. Ciò può aiutare a migliorare l'aderenza ai farmaci che, se scarsa, costituisce una minaccia e di conseguenza spinge, ad esempio, alla destabilizzazione della pressione sanguigna.

Nel complesso, controllare le piccole cose in modo completamente sistematico indica che si stanno verificando cambiamenti in via di sviluppo mentre eliminando le idee tristi, tutto sembra riparato in modo permanente in qualche modo. Ciò consente un ulteriore ridimensionamento, ad esempio la cessazione del fumo, se rilevante. La segmentazione di ciascun aspetto in risultati giornalieri e settimanali mantiene una prospettiva. La perseveranza promuove gli obiettivi: credi attraverso i fatti, non solo con le parole. Sei tu a dettare il ritmo di successo dell'adozione dei programmi con serietà.

Stabilire uno stile di vita "nuova normalità".

Accettare uno stile di vita "nuovo normale" dopo un infarto si rivela emotivamente difficile ma vitale per avere prospettive chiare che aiutano il pieno coinvolgimento nella riabilitazione, riducendo al tempo stesso l'irritazione quotidiana per i vincoli che restringono temporaneamente le possibilità di vita durante le prime fasi di recupero. Questa accettazione riconosce semplicemente il percorso non lineare del miglioramento. Gli alti e bassi sono normali per anni che richiedono pazienza.

Inizialmente questa "nuova normalità" è incentrata su livelli di attività drasticamente ridotti, più visite mediche e regimi di test più estesi di quanto sperato, effetti collaterali dei farmaci come affaticamento o disfunzioni sessuali che interferiscono con la produttività o le relazioni, cambiamenti dietetici in conflitto con le abitudini o le preferenze alimentari di tutta la vita e quasi ansia onnipresente che circonda la paura di sintomi ricorrenti o addirittura di morte. La negazione ostacola la capacità di affrontare la situazione: affrontare la realtà, comprese le perdite dolorose, a testa alta.

Tuttavia, questa fase dovrebbe essere intesa come transitoria, sebbene duri 6-12 mesi per la maggior parte dei pazienti, date le caratteristiche tra cui età, gravità della malattia e comorbidità. Tuttavia, grandi benefici spesso si ottengono grazie all'adesione al programma, tanto che entro un anno molti pazienti hanno notevolmente migliorato la resistenza, la capacità di sollevamento e la fiducia necessaria per riprendere la guida o anche le attività lavorative con alcune concessioni iniziali iniziali. La consulenza aiuta gli aggiustamenti prospettici.

Più avanti, le richieste farmaceutiche residue, l'attenzione alla dieta e le routine di esercizio fisico sembravano meno ostacoli altissimi che richiedevano pura determinazione ogni giorno stanco. Nuovi standard promuovono l'automaticità aiutando a sostenere la motivazione in modo meno consapevole. I sintomi mi danno fastidio solo a volte. Ma alcuni vincoli continuano a lungo termine, come evitare diete altamente infiammatorie o attività atletiche faticose che stressano la riparazione dei tessuti cardiaci accumulati nel corso di decenni. Accettatelo attentamente, pur mirando alla gioia quotidiana vivendo in modo vibrante con precauzioni ragionevoli. La guarigione procede gradualmente se consentita da prospettive più sane e da un dialogo interiore indulgente che riflette adeguatamente la strada non lineare intrapresa. Ove possibile, concentrarsi meno sulle lacune della malattia e più sulla celebrazione del miglioramento dimostrabile ottenuto poco a poco con l'aiuto del caregiver.

Capitolo Nove

Sostenere la persona amata

Aiutare con compiti medici e di cura personale

Prendersi cura di una persona cara dopo un infarto richiede aiuto con compiti medici e di auto-cura che hanno difficoltà a svolgere in modo indipendente dati i limiti che limitano il movimento, l'energia e la forza durante il recupero iniziale. Gli aiutanti devono comprendere tutte le istruzioni, supervisionare la somministrazione dei farmaci, fornire pasti nutrienti seguendo le linee guida, assistere con la toelettatura/fare il bagno/vestirsi e fornire il trasporto agli appuntamenti fino all'autorizzazione alla guida, prevenendo allo stesso tempo uno sforzo eccessivo attraverso un costante incoraggiamento del paziente ad affrontare insieme.

In qualità di caregiver diventerai responsabile del mantenimento della compliance in tutti gli ambiti: seguire le linee guida dietetiche evitando sale, zucchero e grassi saturi dando priorità alle verdure, frequentando la riabilitazione cardiaca se prescritta, completando i compiti a casa dalla terapia fisica massimizzando la capacità di ricostruzione della mobilità sicura, mantenendo sessioni di consulenza esce coscienziosamente mentre applica lezioni sulla consapevolezza dei modelli di pensiero e monitora i livelli di energia valutando quando si rivela necessaria una gentile persuasione verso il riposo nonostante la febbre da cabina dopo lunghi ricoveri.

Organizza liste di controllo per la somministrazione dei farmaci per un tempo di ingestione ottimale, riconcilia le prescrizioni continue necessarie con i farmacisti e aiuta a tenere traccia delle richieste sugli effetti collaterali e sulle interazioni per i medici. Verificare coperture assicurative aggiuntive per oneri imprevisti e necessità di attrezzature che possono travolgere budget limitati, soprattutto se il pensionamento anticipato diventa necessario, aumentando i timori per la sicurezza finanziaria a lungo termine. Fornire consigli concreti su come affrontare questi problemi.

Concentratevi sotto tutti gli aspetti sull'essere fisicamente ed emotivamente presenti: il disagio può ritornare a volte dato il tortuoso percorso non lineare della malattia cardiaca. Fornire rassicurazioni realistiche significa solo brevi battute d'arresto, non perdite a fine partita. Aiutare a implementare gli insegnamenti tratti dal trattamento sul non attaccamento ai precedenti talenti infiniti o ai miti invincibili. Il caregiving crea crescita per entrambe le parti attraverso l'interdipendenza, mostrando il significato dell'amore.

Fornire supporto emotivo

Il terribile costo emotivo di sopravvivere a un attacco di cuore e affrontare una profonda mortalità personale dopo aver danneggiato il motore del corpo umano, dimostrando la fragilità della vita, richiede un'ampia convalida emotiva e il sostegno da parte degli operatori sanitari, sfruttando le capacità di comunicazione che promuovono la vulnerabilità e la fiducia e allo stesso tempo stabilendo limiti appropriati contro l'esaurimento o i rischi di burnout per coloro che sono sopraffatti a lungo termine dagli oneri assistenziali. Conosci i tuoi limiti.

Ascoltare apertamente senza disprezzo mentre elaborano il dolore di fronte alla perdita - perdita dell'invincibilità giovanile, delle libertà nel tempo libero con obblighi di orario che riducono la flessibilità, potenziale perdita di cibi preferiti o rituali come viaggiare ora limitato, probabile perdita o complicazioni di fronte alle speranze di pensionamento dopo lunghi periodi di recupero in esaurimento risparmio. A volte anche la perdita di lucidità cognitiva a causa della stanchezza dovuta agli effetti collaterali dei farmaci o degli interventi anestetici porta all'umiliazione.

Quindi rispondi affermando davvero quei sentimenti: non provare a riparare i sentimenti direttamente ma siediti con disagio aiutando a realizzare che l'inevitabilità della morte ora sembra palpabile mentre la maggior parte si nasconde dalla nostra natura finita nonostante la conoscenza intellettuale. Cerchiamo tutti fantasie di immortalità che proteggano gli ego finché non siamo spinti verso l'accettazione. I giovani, in particolare, combattono per conciliare i sogni con i duri controlli della realtà della malattia per quanto riguarda le restrizioni del controllo, persino gli endpoint di inversione previsti con sicurezza non molto tempo fa dopo aver evitato fortuitamente gli errori finora. Una migliore salute preventiva potrebbe ripristinare le previsioni, ma le ferite emotive rimangono aperte e necessitano dell'esposizione all'aria per guarire ulteriormente. Ascolta e realizza che le ferite alla fine si chiudono, ma le cicatrici rimangono evidenti, come le tracce dell'intervento chirurgico al torace che riflettono il viaggio emotivo attraversato. Mantieni semplicemente spazio e spalle su cui appoggiarsi durante quei momenti vulnerabili.

Creare un ambiente utile e a basso stress

Gli operatori sanitari possono ottimizzare gli ambienti domestici aiutando la riabilitazione del paziente cardiopatico riducendo gli stress evitabili che esacerbano il recupero come conflitti, disordine o preoccupazioni finanziarie attraverso una comunicazione aperta sui bisogni e sulle limitazioni durante la convalescenza, declassando gli obblighi non importanti riducendo la larghezza di banda fino al ritorno delle forze adeguate e concentrando la compagnia sul nutrimento attività come musica tranquilla o breve esposizione alla natura che facilitano la pace interiore si estendono attraverso il distacco amorevole dagli attaccamenti fino a quando il percorso da percorrere rimane a volte sopraffatto dall'incertezza. Il percorso continua indipendentemente dall'esistenza dell'emozione in un dato giorno.

Praticare il non giudizio promuovendo al contempo l'impegno e l'espressione dei bisogni senza repressione poiché la repressione peggiora il benessere psicologico. Fai spazio al diario, agli sfoghi di arteterapia per il lutto o ai cuscini per urlare per alleviare la pressione interiore. Convalidare l'utilizzo di questi strumenti dimostra saggezza, non debolezza. Allo stesso modo, gli aiuti farmaceutici, i gradini stabilizzatori delle canne recuperati lentamente o i sedili del water più alti che consentono di nuovo il funzionamento indipendente del bagno meritano apprezzamento per l'utilizzo di strumenti di supporto adeguati durante i problemi senza rifiuti persistenti che aggravano i rischi o l'isolamento per ingenuo orgoglio. L'interdipendenza distingue gli esseri umani: nessuno sopporta le avversità da solo e quindi sviluppa relazioni che aumentano la capacità di far fronte alla comunità.

Infine, fornisci una delicata responsabilità controllando se le terapie sembrano abbandonate senza tentativi di esplorare problemi fondamentali come la depressione non trattata che richiede quindi una preoccupazione amorevole affrontata, non un giudizio distrutto che porta a un ulteriore ritiro. La cura implica aspettarsi la migliore versione fattibile che si può portare avanti insieme attraverso la pazienza amorevole e le intuizioni ottenute da esperienze separate ora offerte durante i cammini che costruiscono lentamente la resistenza per la fase successiva della vita, le cui previsioni rimangono sempre poco chiare a tutte le anime umane. Tuttavia, dall'ammissione di questa fragilità emerge una maggiore comprensione. Ciò che conta di più emerge andando avanti.

Capitolo dieci

Prospettive e progressi

Il futuro della cura cardiaca

La ricerca in corso continua ad ampliare le opzioni efficaci per prevenire e curare le malattie cardiache, le nostre principali cause di morte, attraverso farmaci rivoluzionari, procedure chirurgiche migliorate, impianti di dispositivi migliorati e un migliore stile di vita che supporta lo sfruttamento della tecnologia, della genetica e delle scoperte emergenti sui meccanismi cellulari che guidano l'infiammazione vascolare. Il futuro della gestione delle cure cardiache sembra davvero promettente.

Le pipeline farmaceutiche offrono ora inibitori di PCSK9 significativamente più efficaci nella riduzione continua delle LDL laddove le dosi massime di statine falliscono riducendo al contempo gli effetti collaterali che gravano sulla tolleranza. I potenti anticorpi monoclonali PCSK9 contenenti brevi molecole di RNA interferenti appena iniettabili eliminano le azioni dannose di blocco delle proteine dei recettori LDL, consentendo una rimozione notevolmente maggiore dalla circolazione, diminuendo quindi notevolmente la progressione dell'aterosclerosi. Questi aiutano maggiormente i pazienti ad alto rischio.

Nel frattempo la cardiologia interventistica accede ora a stent dal profilo più piccolo che consentono la navigazione attraverso blocchi distali particolarmente stretti precedentemente non trattabili, mentre nuovi scaffold vascolari bioriassorbibili che aprono i vasi si dissolvono dopo l'incorporazione dei tessuti consentendo il naturale ritorno della flessibilità, importante per segmenti arteriosi ramificati più piccoli troppo dinamici per impianti rigidi permanenti. Anche le applicazioni nanotecnologiche richiedono la precisione del trattamento.

La chirurgia continua ad acquisire opzioni meno invasive attraverso la robotica, l'endoscopia e i sistemi di navigazione 3D con strumenti aumentati di tracciamento oculare che ridimensionano la curva di apprendimento per le procedure miniinvasive emergenti, particolarmente utili nel contenere i rischi di complicanze che devono affrontare i pazienti anziani ad alto rischio con comorbidità. Il campo espande le possibilità terapeutiche oltre i soli farmaci. Consigliarsi attentamente sulle decisioni.

Nuovi entusiasmanti trattamenti all'orizzonte

Diversi farmaci estremamente promettenti in via di sviluppo per i pazienti cardiopatici potrebbero ridurre drasticamente i rischi nel prossimo decennio se gli studi di conferma indicassero un'efficacia sufficiente. La terapia genica, le applicazioni di rigenerazione cellulare, gli impianti di dispositivi migliorati e persino le terapie microbiotiche offrono risultati iniziali promettenti, mentre la guida quantica computazionale può ottimizzare le applicazioni farmaceutiche attraverso la personalizzazione genetica.

La terapia genica somministrata chirurgicamente che prevede il silenziamento dell'interferenza dell'RNA e l'editing CRISPR offre una modulazione molto specifica dei percorsi di infiammazione cellulare che guidano la crescita delle placche a livello molecolare, a differenza di alternative farmacologiche più ampie e imprecise. Sfruttare questo sistema naturale fornisce una guarigione fondamentale. I futuri usi cardiovascolari sembrano ampi. I primi studi sull'uomo mostrano l'efficacia nel ridurre i geni che assorbono il colesterolo al fine di ridurre sostanzialmente l'LDL dopo singoli cicli di trattamento endovenoso. Se permanenti e sicure, emergeranno profonde alternative preventive.

La terapia con cellule staminali mira ancora oltre: ricostruire direttamente i tessuti cardiaci danneggiati iniettando le proprie cellule progenitrici estratte e poi riprodotte all'esterno del corpo in aree cicatrizzate, favorendo la ricrescita muscolare e i guadagni di perfusione mostrati negli studi su pazienti già affetti da insufficienza cardiaca cronica, dove poche opzioni aiutano attualmente. La capacità rigenerativa diventa ora possibile, non teorica; I pazienti refrattari al trattamento possono trarre maggiori benefici se le funzioni migliorano prevenendo le richieste di trapianto.

Separatamente, le informazioni in rapida evoluzione sul microbioma intestinale rivelano opzioni di trapianto microbico in cui campioni fecali di donatori sani consegnati a riceventi a rischio alterano la flora intestinale attraverso i probiotici che quindi influenzano positivamente la digestione, l'infiammazione e persino i metaboliti che influiscono direttamente sulla salute cardiaca come l'ossido di trimetilammina che guida l'aterosclerosi come sottoprodotto. dalle diete a base di uova/carne. La regolazione del coraggio ottimizza i cuori. Collegamenti affascinanti si verificano attraverso percorsi insoliti di resistenza, cibo e farmaci che distruggono la diversità microbica con conseguenti malattie croniche e rischi di trapianto. Si sviluppano vettori di trattamento alternativi alla soppressione dei sintomi mirando a ciò che fondamentalmente genera la predisposizione.

Mantenere una prospettiva positiva ma realistica

Nonostante i recuperi scoraggianti dopo eventi cardiaci, mantenere una prospettiva cautamente ottimistica focalizzata sull'apprezzamento di ogni piccola vittoria sanitaria ottenuta in sequenza, pur accettando alcune limitazioni permanenti che possono rimanere parte di una "nuova normalità", si rivela emotivamente più sano del lutto perpetuo, rinunciando ai poteri, superando ostacoli progressivi che devono ancora affrontare una mortalità realistica. minacce a lungo termine attraverso la responsabilità e il sostegno amorevole della comunità. Controlla ciò che puoi. Lascia andare ciò che non puoi. Ma continua ad avanzare il più possibile.

Mantenere la motivazione sostenendo revisioni complete dello stile di vita, aderenza ai farmaci e parametri di riabilitazione sequenziali sfida anche le anime più diligenti progressivamente esaurite dagli oneri assistenziali, a meno che non si riformulino consapevolmente le battute d'arresto del viaggio come temporanee e non intere vite definendo e utilizzando l'auto-compassione attorno all'evoluzione delle restrizioni o delle capacità. I gruppi di supporto aiutano questo viaggio senza l'intensificazione delle sfide legate all'isolamento che si ripetono continuamente nei pensieri senza casse di risonanza. Tutti elaboriamo il trauma in modo diverso, ma pochi in modo ottimale da soli. Se necessario, la guida facilita la riformulazione del punto di vista

Nonostante le incertezze della realtà, vivere immediatamente concentrati su ogni respiro senza prevedere i pericoli lontani a valle rischia di rubare la gioia attuale inestimabile per il dono che oggi porta. Le malattie cardiache sono a rischio, ma se si permette loro di crescere attraverso la compassione e la vulnerabilità trasformando le relazioni ora consapevolmente approfondite, allora anche i risultati fisici oggettivamente peggiori producono una profonda catarsi emotiva dalle interdipendenze che rivelano legami d'amore precedentemente oscurati dietro le ipotesi dei giovani di futuri sicuri non garantiti. Apprezza ancora la bellezza circostante.

Progredisci ciò che puoi in sicurezza sotto una guida medica equilibrata, ma libera l'autogiudizio riguardo ai vincoli imposti per ora. Incoraggia invece attività di cura di sé come scrivere un diario, cibi ricchi di nutrienti e movimento che dà gioia in questo periodo. I futuri miglioramenti potrebbero modificare le previsioni mentre la coerenza aumenta le probabilità nel miglior modo possibile. Ma la calma interiore risiede solo in questo istante, quindi inspira delicatamente il privilegio di conoscere profondamente la vita nonostante un giorno conoscerai anche la morte. Quindi respira lentamente e delicatamente su ciò che si svolge oltre la tua portata. La pace diventa possibile, il punto di vista riformulato man mano che la forza risplende e le priorità vengono comprese. Vivi in modo vibrante dove e come puoi aggirando le restrizioni. Lasciamo che la reinvenzione si svolga.

Bonus esclusivo

20 pasti salutari per il cuore sviluppati per il recupero post-infarto, completi di ingredienti e istruzioni per la preparazione

1. Farina d'avena con frutti di bosco e mandorle

Ingredienti:
- 1 tazza di fiocchi d'avena
- 1 tazza di frutti di bosco misti (fragole, mirtilli, lamponi)
- 2 cucchiai di mandorle tritate
- 1 cucchiaino di miele (facoltativo)
- Una tazza di latte scremato o di mandorle

Preparazione: 1. Cuocere l'avena secondo le istruzioni sulla confezione.

2. Completare con frutti di bosco, mandorle e un filo di miele.

3. Servire con il latte a parte.

2. Insalata di pollo alla griglia

Ingredienti: - 4 once di petto di pollo grigliato, tagliato

- 2 tazze di verdure miste (spinaci, rucola, lattuga)

- 1/2 avocado, affettato

- 1/4 tazza di pomodorini, tagliati a metà

- 1 cucchiaio di olio d'oliva

- Sale, succo di limone e pepe a piacere

Preparazione:

1. Disporre le verdure miste su un piatto da portata.

2. Completare con pollo grigliato, avocado e pomodorini.

3. Condire con olio d'oliva e succo di limone. Condire con sale e pepe.

3. Salmone al forno con verdure al vapore

Ingredienti:
- Filetto di salmone da 4 once
- 1 tazza di verdure miste (broccoli, carote, zucchine)
- 1 cucchiaio di olio d'oliva
- Aglio in polvere, scorza di limone ed erbe aromatiche a piacere

Preparazione: 1. Preriscaldare il forno a 200°C (400°F).

2. Metti il pesce su una teglia da forno e condisci con olio d'oliva, aglio in polvere, scorza di limone ed erbe aromatiche.

3. Cuocere per 15-20 minuti o fino a quando il salmone sarà cotto.

4. Cuocere a vapore le verdure finché saranno tenere.

5. Servire il salmone con verdure al vapore come contorno.

4. Soffritto di quinoa e verdure

Ingredienti:
- 1 tazza di quinoa cotta
- 1 tazza di verdure miste (peperoni, piselli, funghi)
- 2 cucchiai di salsa di soia a basso contenuto di sodio
- 1 cucchiaino di olio di sesamo
- 1/4 tazza di cipolle verdi, tritate

Preparazione: 1. In una padella, rosolare le verdure miste in olio di sesamo fino a renderle morbide.

2. Aggiungi la quinoa cotta e la salsa di soia e mescola per amalgamare.

3. Cuocere per altri 2-3 minuti, quindi servire con cipolle verdi tritate.

5. Zuppa di lenticchie

Ingredienti:
- 1 tazza di lenticchie, sciacquate

- 1 carota, a dadini

- 1 gambo di sedano, tagliato a dadini

- 1 cipolla tritata

- 2 spicchi d'aglio, tritati

- 4 tazze di brodo vegetale a basso contenuto di sodio

- 1 cucchiaino di cumino, paprika e curcuma

- Sale e pepe a piacere

Preparazione: 1. In una pentola capiente, far rosolare la cipolla, l'aglio, la carota e il sedano fino ad ammorbidirli.

2. Aggiungi le lenticchie, le spezie e il brodo vegetale.

3. Portare a ebollizione, quindi cuocere a fuoco lento per 20-25 minuti o fino a quando le lenticchie saranno cotte.

4. Condire con pepe e sale e servire.

6. Spiedini di tacchino e verdure

Ingredienti:
- 4 once di petto di tacchino, a cubetti
- 1 peperone, tagliato a dadini
- 1 zucchina, tagliata
- 1 cucchiaio di olio d'oliva
- Erbe e spezie (origano, timo, aglio in polvere)
- Spiedini di legno (imbevuti di acqua)

Preparazione:
1. Infilare il tacchino, il peperone e le zucchine sugli spiedini.
2. Spennellare con olio d'oliva e cospargere con erbe e spezie.
3. Grigliare o cuocere alla griglia fino a quando il tacchino sarà cotto e le verdure saranno morbide.

7. Pasta integrale con salsa di pomodoro

Ingredienti:
- 1 tazza di pasta integrale
- 1 tazza di salsa di pomodoro (a basso contenuto di sodio)

- 1/2 tazza di pomodorini, tagliati a metà
- 1 spicchio d'aglio, tritato
- 1 cucchiaio di olio d'oliva
- Basilico fresco e parmigiano (facoltativo)

Preparazione: 1. Cuocere la pasta secondo le istruzioni sulla confezione.

2. In una padella, rosolare l'aglio nell'olio d'oliva finché non diventa aromatico.

3. Aggiungi la salsa di pomodoro e i pomodorini e fai sobbollire per 5-10 minuti.

4. Condire la pasta cotta con la salsa, guarnire con basilico fresco e parmigiano se si preferisce.

8. Misto di verdure arrosto

Ingredienti:
- 2 tazze di verdure miste (peperoni, cipolle, carote, broccoli)
- 2 cucchiai di olio d'oliva
- Erbe aromatiche (rosmarino, timo, prezzemolo)
- Sale e pepe a piacere

Preparazione: 1. Preriscaldare il forno a 200°C (400°F).

2. Condisci le verdure con olio d'oliva, erbe aromatiche, sale e pepe.

3. Distribuire uniformemente su una teglia e arrostire per 20-25 minuti, mescolando a metà cottura.

9. Yogurt greco perfetto

Ingredienti:
- 1 tazza di yogurt greco (magro)
- 1/2 tazza di frutti di bosco misti (fragole, mirtilli)
- 2 cucchiai di granola
- 1 cucchiaino di miele (facoltativo)

Preparazione:

1. In un bicchiere, metti a strati lo yogurt greco, i frutti di bosco e il muesli.

2. Se lo si desidera, condire con miele per una dolcezza extra.

10. Involtino di insalata di tonno

Ingredienti:
- 1 lattina (5 once) di tonno in acqua, sgocciolato
- 1 impacco di cereali integrali
- 1/4 tazza di lattuga, tritata
- 1/4 tazza di cetriolo, affettato
- Un cucchiaio di maionese light o yogurt greco
- Pepe, succo di limone e sale, a piacere

Preparazione: 1. In una ciotola, mescolare il tonno con maionese (o yogurt greco), succo di limone, sale e pepe.
2. Distribuire il composto di tonno sulla pellicola e guarnire con lattuga e cetriolo.
3. Arrotolare la pellicola, tagliarla a metà e servire.

11. Ciotola per frullato ai frutti di bosco

Ingredienti:

- 1 tazza di frutti di bosco misti (fragole, lamponi, mirtilli)
- 1 banana, a fette
- 1/2 tazza di yogurt greco (a basso contenuto di grassi)
- 1 cucchiaio di semi di chia
- 2 cucchiai di granola
- 1 cucchiaino di miele (facoltativo)

Preparazione:

1. Frulla frutti di bosco, banane e yogurt greco fino ad ottenere un composto omogeneo.

2. Versare il frullato in una ciotola.

3. Completare con semi di chia, muesli e un filo di miele se lo si desidera.

12. Zuppa di verdure con pollo

Ingredienti:
- 4 once di petto di pollo, tagliato a dadini
- 2 carote, affettate
- 1 gambo di sedano, tagliato a dadini

- 1 cipolla tritata
- 2 spicchi d'aglio, tritati
- 4 tazze di brodo di pollo a basso contenuto di sodio
- Erbe aromatiche (timo, prezzemolo, alloro)
- Sale e pepe a piacere

Preparazione: 1. In una pentola, far rosolare la cipolla, l'aglio, le carote e il sedano fino ad ammorbidirli.

2. Aggiungi il pollo a dadini, le erbe e il brodo di pollo.

3. Cuocere a fuoco lento per 20-25 minuti o fino a quando il pollo sarà cotto.

4. Condire con sale e pepe prima di servire.

13. Insalata di barbabietole arrosto

Ingredienti: - 2 barbabietole medie, arrostite e tagliate a cubetti - 2 tazze di verdure miste (rucola, spinaci) - 1/4 tazza di noci, tritate - 2 once di formaggio feta, sbriciolato

- 2 cucchiai di aceto balsamico - 1 cucchiaio di olio d'oliva

- Sale e pepe a piacere

Preparazione:

1. Mescola le barbabietole arrostite con verdure miste, noci e feta in una ciotola.

2. Condire con aceto balsamico e olio d'oliva.

3. Condire con sale e pepe e servire.

14. Curry di lenticchie vegetali

Ingredienti:
- 1 tazza di lenticchie, sciacquate
- 1 carota, a dadini
- 1 patata, tagliata a cubetti
- 1 cipolla tritata
- 2 spicchi d'aglio, tritati
- 1 lattina (14 once) di latte di cocco
- 2 cucchiai di curry in polvere
- Sale e pepe a piacere

Preparazione: 1. In una pentola, far rosolare la cipolla, l'aglio, la carota e la patata fino ad ammorbidirli.

2. Aggiungi le lenticchie, il curry in polvere e il latte di cocco.

3. Portare a ebollizione, quindi cuocere a fuoco lento per 20-25 minuti o fino a quando le lenticchie saranno cotte.

4. Condire con sale e pepe prima di servire.

15. Merluzzo al forno con crosta di erbe

Ingredienti:
- Filetto di merluzzo da 4 once
- 1/4 tazza di pangrattato integrale
- 1 cucchiaio di erbe aromatiche fresche (prezzemolo, aneto, erba cipollina), tritate
- 1 cucchiaio di olio d'oliva
- Scorza di limone, sale e pepe a piacere

Preparazione:
1. Preriscaldare il forno a 200°C (400°F).

2. In una ciotola, mescolare il pangrattato, le erbe aromatiche, l'olio d'oliva e la scorza di limone.

3. Disporre il merluzzo su una teglia e ricoprirlo con il composto di pangrattato.

4. Cuocere per 15-20 minuti o fino a quando il pesce sarà cotto e la crosta sarà dorata.

16. Frittata di albume d'uovo con spinaci e funghi

Ingredienti: - 3 albumi d'uovo

- 1/2 tazza di spinaci, tritati

- 1/4 tazza di funghi, affettati

- 2 cucchiai di formaggio feta, sbriciolato

- 1 cucchiaino di olio d'oliva

- Sale e pepe a piacere

Preparazione: 1. In una padella, rosolare gli spinaci ei funghi nell'olio d'oliva finché non saranno appassiti.

2. Versare gli albumi nella padella, mescolando per coprire il fondo.

3. Cuocere fino a cottura, quindi capovolgere e cuocere per un altro minuto.

4. Riempi la frittata con verdure saltate e formaggio feta, ripiegala e servi.

17. Soffritto di tacchino e verdure

Ingredienti:
- 4 once di petto di tacchino, tagliato
- 1 tazza di verdure miste (peperoni, piselli, carote)
- 2 cucchiai di salsa di soia a basso contenuto di sodio
- 1 cucchiaino di olio di sesamo
- 1 spicchio d'aglio, tritato

Preparazione: 1. In una padella, rosolare le fette di tacchino in olio di sesamo fino a cottura ultimata.

2. Aggiungere le verdure miste e l'aglio e soffriggere finché diventano teneri e croccanti.

3. Mescolare la salsa di soia e cuocere a fuoco lento per altri 2-3 minuti.

4. Servire saltato in padella su riso integrale o quinoa, se lo si desidera.

18. Budino di semi di chia con mango

Ingredienti:
- 2 cucchiai di semi di chia
- 1/2 tazza di latte di mandorle (non zuccherato)
- 1/2 mango, tagliato a dadini
- 1 cucchiaino di miele (facoltativo)
- 1 cucchiaio di mandorle a fette

Preparazione: 1. In una ciotola, mescolare i semi di chia e il latte di mandorle.

2. Lasciare riposare per almeno 2 ore o tutta la notte in frigorifero affinché si addensi.

3. Metti a strati il budino di chia con i cubetti di mango in un bicchiere da portata.

4. Irrorare con il miele e guarnire con le mandorle affettate prima di servire.

19. Curry di verdure e tofu

Ingredienti:
- 1 tazza di tofu, tagliato a cubetti
- 1 tazza di verdure miste (zucchine, peperoni, broccoli)
- 1 lattina (14 once) di pomodori a cubetti
- 1 lattina (14 once) di latte di cocco leggero
- 2 cucchiai di pasta di curry
- 1 cucchiaio di olio d'oliva
- Sale e pepe a piacere

Preparazione:
1. In una pentola, rosolare i cubetti di tofu in olio d'oliva fino a doratura.
2. Aggiungi le verdure miste, i pomodori a cubetti, il latte di cocco e la pasta di curry.
3. Portare a ebollizione, quindi cuocere a fuoco lento per 15-20 minuti.
4. Condire con sale e pepe prima di servire sopra il riso integrale.

20. Pollo in crosta di mandorle con fagiolini

Ingredienti:
- 4 once di petto di pollo
- 1/4 tazza di mandorle, tritate finemente
- 1 albume d'uovo sbattuto
- 1 tazza di fagiolini, tagliati
- 1 cucchiaio di olio d'oliva
- Scorza di limone, sale e pepe a piacere

Preparazione: 1. Preriscaldare il forno a 200°C (400°F).

2. Immergere il petto di pollo nell'albume sbattuto, quindi ricoprirlo con le mandorle tritate.

3. Metti il pollo su una teglia da forno, condisci con olio d'oliva e cospargi con scorza di limone, sale e pepe.

4. Arrostire per 20-25 minuti o fino a quando il pollo sarà cotto e le mandorle saranno dorate.

5. Cuocere a vapore i fagiolini finché diventano teneri e croccanti, condire con sale e servire insieme al pollo.

www.ingramcontent.com/pod-product-compliance
Lightning Source LLC
Chambersburg PA
CBHW071513220526
45472CB00003B/1014